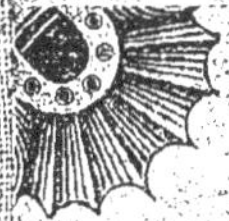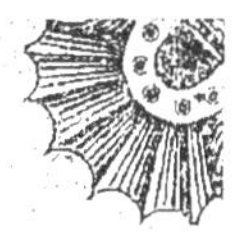

# DE L'EMPLOI PROPHYLACTIQUE

## DE LA

# BELLADONE

### DANS LA

## SCARLATINE ÉPIDÉMIQUE

PRÉCÉDÉ D'UNE

## NOTICE HISTORIQUE SUR CETTE MALADIE,

PAR A. F. A. STIÉVENART,

*Docteur en médecine de la faculté de Paris, Médecin du bureau de bienfaisance de Valenciennes, etc.*

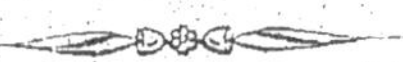

Le seul moyen d'avancer la médecine et toutes les sciences utiles, est d'observer avec attention et sans préjugé, dire et raconter simplement ce qu'on a vu.

( SWÉDIAUR. )

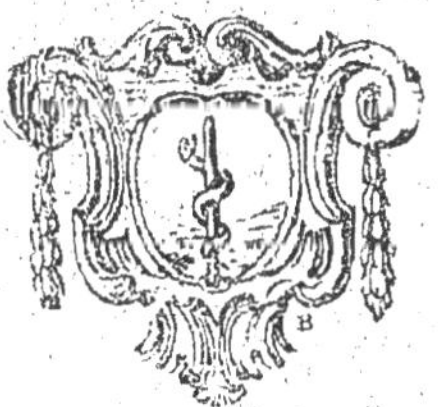

A PARIS,

Chez J.-B. Baillière,

LIBRAIRE DE L'ACADEMIE ROYALE DE MEDECINE,

RUE DE L'ECOLE DE MEDECINE, 17.

1843.

# DE L'EMPLOI PROPHYLACTIQUE

## DE LA

# BELLADONE

### DANS LA

# SCARLATINE ÉPIDÉMIQUE

PRÉCÉDÉ D'UNE

## NOTICE HISTORIQUE SUR CETTE MALADIE,

PAR A. F. A. STIÉVENART,

*Docteur en médecine de la faculté de Paris, Médecin du Bureau de Bienfaisance de Valenciennes, etc.*

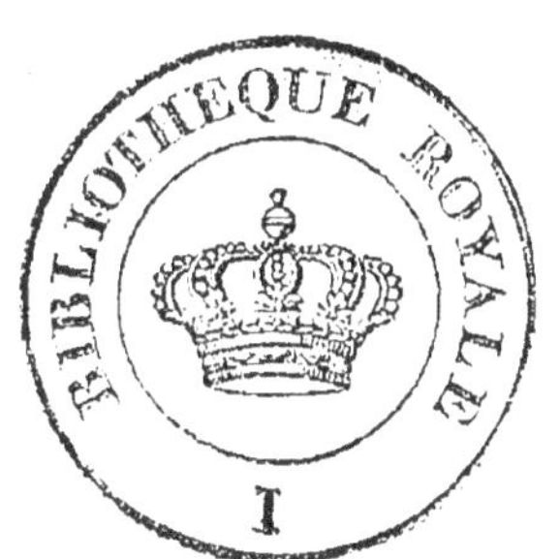

Le seul moyen d'avancer la médecine et toutes les sciences utiles, est d'observer avec attention et sans préjugé, dire et raconter simplement ce qu'on a vu.

( SWÉDIAUR. )

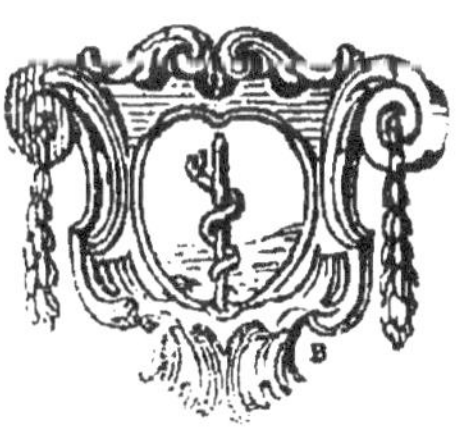

A PARIS,

Chez J.-B. Baillière,

LIBRAIRE DE L'ACADEMIE ROYALE DE MEDECINE,

RUE DE L'ECOLE DE MEDECINE, 17.

1843.

VALENCIENNES

TYPOGRAPHIE ET LITHOGRAPHIE DE A. PRIGNET.

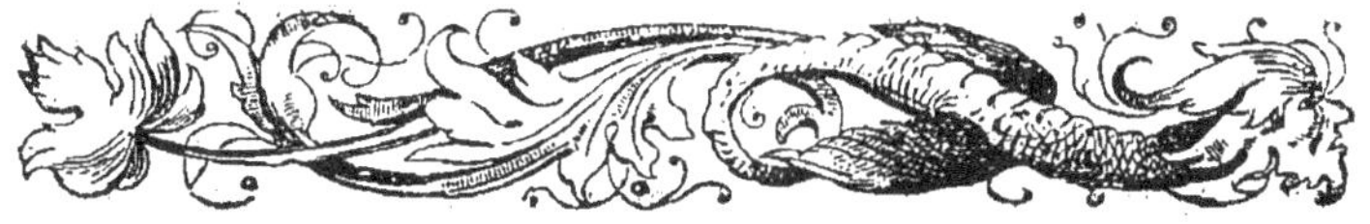

# ACADÉMIE ROYALE DE MÉDECINE.

## SÉANCE DU 13 DÉCEMBRE 1842.

*RAPPORT* sur un Mémoire intitulé: *De l'emploi Prophy-*
*lactique de la belladone dans la scarlatine épidémique*, par
M. Stiévenart de Valenciennes. — *Rapport* de MM.
Rayer, de Lens et Martin Solon, *rapporteur*.

*(Extrait du Bulletin de l'Académie, du 15 février 1843.)*

« Une épidémie de scarlatine ravageait, pendant l'hiver
de 1840 à 1841, plusieurs villages voisins de Valenciennes :
Saultain dont la population est de sept à huit cents individus et Curgies qui en possède huit à neuf cents, lorsque
M. le docteur Stiévenart eut l'heureuse idée d'apprécier
les propriétés prophylactiques de la belladone contre cette
maladie. La gravité des circonstances rendait ces essais
d'autant plus louables que trente malades sur quatre-
vingt-seize avaient déjà succombé. Il résulterait des observations de M. Stiévenart que sur deux cent cinquante
personnes de l'un des villages, deux cents prirent de la belladone et toutes furent préservées de la contagion ; que
parmi les cinquante autres, quatorze éprouvèrent les atteintes de scarlatine et quatre d'entre elles périrent. A
Curgies, M. Stiévenard administra la belladone aux enfants de l'école communale en leur permettant de se rendre

aux leçons et de communiquer avec les autres personnes du village. Tous les enfans qui se soumirent à l'usage du préservatif évitèrent la scarlatine; quelques-uns de ceux qui ne voulurent point en prendre n'échappèrent point à l'épidémie.

» Parmi les faits particuliers que l'auteur rapporte pour établir ses résultats généraux, on en trouve quelques-uns qui paraissent peu concluans. Mais, au milieu des difficultés de toute nature qui entravent des recherches semblables à celles auxquelles s'est livré M. Stiévenart, on doit néanmoins féliciter notre confrère du zèle qu'il a montré et des résultats qu'il a obtenus en répétant des expériences faites d'abord de l'autre côté du Rhin et trop rarement reproduites chez nous.

» Depuis plusieurs années Jenner nous avait fait connaître dans la vaccine le préservatif de la variole, lorsque Hahnemann pensa trouver celui de la scarlatine dans la belladone prise à l'intérieur. On pouvait croire que la vaccine devait sa propriété de préserver de la variole, ou d'en prévenir le développement, à la ressemblance que ces deux éruptions ont entre elles. La belladone, produisant quelques symtômes pareils à ceux de la scarlatine, semblait aussi, par analogie, devoir préserver de cette dernière affection. De là naissance de l'homœopathie; de là introduction dans la matière médicale d'un nouveau préservatif capable d'exciter l'attention des observateurs.

» En fondant son existence sur la belladone et sur d'autres substances qui, à une dose infiniment petite, ont une action si énergique, si remarquable et si prompte, l'homœopathie mettait en lumière quelques propriétés utiles de certains agens thérapeutiques, mais elle eut au moins le tort scientifique de vouloir ériger en doctrine de petits faits dignes tout au plus d'être mentionnés parmi les faits importans et nombreux qui constituent la médecine. Laissons, au reste, l'homœopathie, lucrative jonglerie de pratique médicale, et revenons à la belladone ; voyons si cette solanée est en effet un préservatif efficace de la scarlatine.

» Il est facile de réunir actuellement les travaux de plus de vingt médecins qui, en Allemagne surtout, ont donné la belladone pour empêcher le développement de la scarlatine. On trouve dans le journal d'Hufeland et dans l'ancienne Bibliothèque médicale les travaux les plus importans sur cette matière. On lit dans la *Bibliothèque de thérapeutique* du docteur Bayle (1) un relevé statistique qui montre que, sur deux mille vingt-sept individus auxquels on administra la belladone, mille neuf cent quarante-huit furent préservés de la scarlatine et soixante-dix-neuf la contractèrent. Parmi les faits les plus remarquables consignés dans les annales de la science, nous citerons seulement ceux de Dusterberg, de Warbourg, et ceux de Zeuch, médecin de l'hospice des enfans militaires dans le Tyrol. Dusterberg a préservé de la scarlatine dans trois épidémies différentes tous ceux qui ont fait usage de la belladone pendant deux semaines. Il a, pour donner plus de poids à ses résultats, omis volontairement d'administrer le préservatif à un enfant dans chaque famille. Celui-là seul, d'après son rapport, a contracté la maladie. Il ajoute cependant qu'elle se développa chez plusieurs de ceux qui avaient pris la belladone pendant quatre ou cinq jours

---

(1) Paris, 1830, t. II, pag. 496 et suiv.

seulement, mais que chez eux la scarlatine fut toujours bénigne et ne se manisfesta chez plusieurs que par la desquamation. Dans l'hospice du Tyrol, vingt-trois enfants sur quatre-vingt-quatre étaient atteints de scarlatine, quand Zeuch fit prendre la belladone aux soixante-un sujets restans. Tous furent préservés, à l'exception d'un seul, bien que l'épidémie continuât de sévir dans les environs. Schenk, Berndt, Kohler, Meglin et beaucoup d'autres médecins distingués sont également favorables à cet emploi de la belladone. M. de Lens nous a rapporté le fait d'une dame qui, veuve d'un médecin et riche d'enfans, retira de pension une petite fille qui était affectée de la scarlatiue ; la belladone fut donnée comme préservatif à toute la famille, et personne ne fut atteint ; mais la mère, qui, à cause de son âge, avait cru ne pas être exposée à la contagion et s'était seule abstenue du remède, fut prise d'une angine scarlatineuse des plus intenses , avec éruption de même nature bornée au cou et à la poitrine. Soignée par ses autres enfans , elle ne leur communiqua pas sa maladie. Une famille de Normandie a pris la belladone d'après notre conseil , et n'en a point été atteinte.

» Plusieurs observateurs habiles ont publié des résultats entièrement opposés à ceux que nous venons de rapporter. Lehemann a vu la belladone échouer complètement dans une épidémie meurtrière qui ravaga Torgo en 1825. Barth rapporte dans une dissertation inaugurale, que le préservatif n'eut pas plus de succès contre la scarlatine, qui en 1827 sévit à Stralsund. M. Stiévenart cite dans son mémoire quelques autres faits analogues à ceux-ci.

» Ces derniers essais , tentés avec autant de talent et de bonne foi que les précédens , ont-ils échoué à cause de la nature particulière des épidémies qu'ils devaient combattre, ou par cette règle connue, que tout médicament compte des insuccès? Nous ne saurions le dire. Ils prouvent dans tous les cas la justice de l'*experimentum difficile* et la nécessité de reprendre des expériences, qui, du moins, n'ont présenté d'inconvéniens chez aucun malade.

» On a donné la belladone sous plusieurs formes contre la scarlatine. Schenck et plusieurs autres médecins ont vanté, après Hahnemann, la préparation suivante : Triturer trois grains d'extrait aqueux de belladone dans une once d'eau distillée, y ajouter peu à peu le mélange d'une once d'eau distillée et d'autant d'alcool purifié, mettre une goutte de cette liqueur dans une once d'alcool, puis donner jusqu'à l'âge de neuf ans une goutte du mélange, et deux gouttes aux sujets plus âgés. On verse ces gouttes sur un morceau de sucre et on en réitère la prescription tous les quatre jours. Peu de personnes ne sont arrêtées à cette préparation beaucoup trop diluée.

» Gumpert, de Posen, a utilement employé la formule suivante : extrait de belladone préparé à froid, un grain ; eau distillée de fleur d'oranger, quatre onces; esprit de vin, un gros; donnez matin et soir une demi-cuillerée à café de cette mixture aux jeunes enfants et une cuillerée à café entière aux autres sujets.

» Berndt et d'autres praticiens font un mélange de quinze centigrammes d'extrait de belladone récemment préparé, et de trente grammes d'eau de cannelle ou de fenouil. Ils en donnent matin et soir, sur du sucre ou dans un peu d'eau, deux gouttes aux enfans d'un an, et augmentent ainsi d'une goutte par année, jusqu'à ce que la dose soit portée à douze gouttes. Nous ajouterions volontiers à cette mixture , pour en faire usage , trois grammes d'alcool.

» A la solution aqueuse M. Stiévenart préfère la solution alcoolique qu'il emploie de la même manière en recommandant , avec raison, que , dans tous les cas , les extraits alcooliques ou aqueux soient bien choisis.

» Quelques médecins, Meglin entre autres , recommandent de mêler dix centigrammes de poudre récente de racine de belladone avec autant de sucre ; de diviser le mélange en soixante doses, et d'en donner, selon l'âge du sujet , d'une à cinq prises quatre fois par jour.

• Enfin, nous nous sommes bien trouvé du mélange de cinq centigrammes de poudre de racine de belladone, et de quinze de sucre, divisés en dix prises ; nous en donnions matin et soir une aux enfans d'un à deux ans ; deux à ceux de trois à cinq ; trois à ceux de six à neuf ; quatre à ceux de dix à quatorze ; cinq aux adultes. Il est aisé de diminuer les doses en faisant un plus grand nombre de paquets. Cette poudre se prend facilement dans une cuillerée d'eau, ou de confiture, ou dans du pain azyme. On peut remplacer la racine par les extraits.

» Ces diverses préparations, loin de développer les accidens toxiques de la belladone, n'ont point toujours eu d'action évidente sur l'économie. Dusterberg et Maisier ont vu la peau se couvrir d'une éruption analogue à la rougeole ; M. Stiévenart a remarqué cette sorte d'éruption cinq ou six fois ; il a observé dans d'autres cas de la céphalalgie avec dilatation des pupilles , un peu de mal de gorge , sorte de sécheresse de cette région , qui , selon nous , ne ressemble pas à l'angine scarlatineuse ; enfin cent quarante-cinq de ses malades n'ont éprouvé aucun effet sensible ou apparent de l'administration du remède.

» Le temps pendant lequel les auteurs recommandent de continuer l'usage de la belladone varie. M. Stiévenart, ainsi que Dusterberg, se sont contenté de faire prendre le préservatif pendant neuf ou dix jours ; d'autres en prescrivent l'emploi pendant deux ou trois septénaires. Berndt voulait qu'on ne le quittât pas avant un mois. Douze ou quinze jours suffisent, en ayant soin toutefois de revenir au médicament lors de l'apparition des recrudescences si communes durant le cours des épidémies. Enfin, pour se croire à l'abri de la contagion, il faut être au moins sous l'influence de la solanée depuis une semaine ; car parmi les sujets atteints de scarlatine, lorsqu'ils faisaient usage du préservatif, les observateurs comptent surtout des personnes qui en avaient pris seulement pendant trois ou quatre jours. Dans quelques-uns de ces cas, la scarlatine aurait été heureusement modifiée, ainsi que l'a constaté le docteur Behr, de Bernbourg. Dusterberg a vu dans cette circonstance la maladie ne manifester sa présence que par la seule desquammation, ce que nous avons observé sur des sujets qui n'avaient pas pris la belladone. On sait également que la variole peut se développer quelques jours après l'inoculation de la vaccine, et que, dans quelques cas, la marche de la première de ces maladies éprouve alors aussi de favorables modifications.

» Nous ne chercherons point quel peut être le mode d'action de la belladone, pour mieux établir ses propriétés prophylactiques. Mais nous ne pouvons nous empêcher d'être disposés à admettre ces dernières en présence des faits de M. Stiévenart, et de ceux bien plus nombreux de vingt autres observateurs. Il est à désirer qu'un moyen aussi innocent soit expérimenté de nouveau ; les préservatifs , plus efficaces et plus faciles à employer que la séquestration , seraient les meilleurs moyens à prescrire pour l'extinction des affections contagieuses, puisqu'ils en arrêteraient la propagation en empêchant sur chaque individu le développement du germe morbide. Les épidémies de scarlatine sont assez fréquentes et assez meurtrières par leur accidens primitifs ou consécutifs pour que l'on fasse en France quelques recherches sur leur prophylaxie; c'est dans les petites localités surtout que ces recherches peuvent être faites avec fruit et que nous voudrions qu'on les tentât. Nous insisterions d'autant plus sur ce vœu, que dans une épidémie observée au commencement de l'année dans la commune de Montbront, du département de la Moselle , vingt-six enfans , sur deux cent soixante-sept atteints de scarlatine, succombèrent à la maladie ou à ses suites, sans que l'on ait essayé d'arrêter la fureur de l'épidémie. Ce serait, disons-nous, dans les petites communes qu'il faudrait que ces expériences fussent faites. En effet , pour que les résultats puissent être définitivement acceptés, il faut que l'on n'ait pas à invoquer , soit les effets d'une simple coïncidence , soit que la plupart des sujets échappent ordinairement à la contagion sans avoir usé du préservatif. Dans les petites localités , on arrivera facilement au but que nous proposons , en tenant un compte exact et authentique des cas de scarlatine observés chez les sujets qui n'auraient point pris de belladone , et chez ceux , de même âge et de même condition , qui auraient fait convenablement usage du préservatif. C'est dans ce sens que le docteur Genecki, de Stettin, et d'autres praticiens ont recueilli des observations consignées dans les annales de la science ; c'est à peu près dans ce sens qu'est rédigé le travail de M. Stiévenart, pour lequel nous avons l'honneur de vous proposer les conclusions suivantes :

» Déposer honorablement le mémoire dans vos archives.

« Ecrire à l'auteur pour le remercier de sa communication, et l'engager à réitérer ses essais dès qu'il en trouvera l'occasion ;

» Inscrire son nom sur la liste des candidats au titre de correspondant de l'Académie. »

*Les Conclusions du rapporteur sont adaptées.*

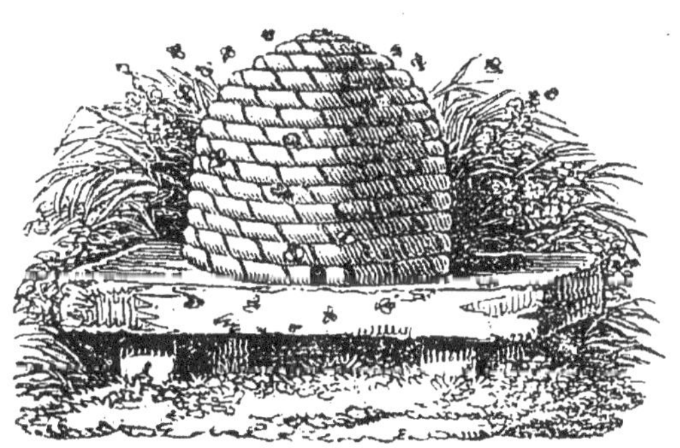

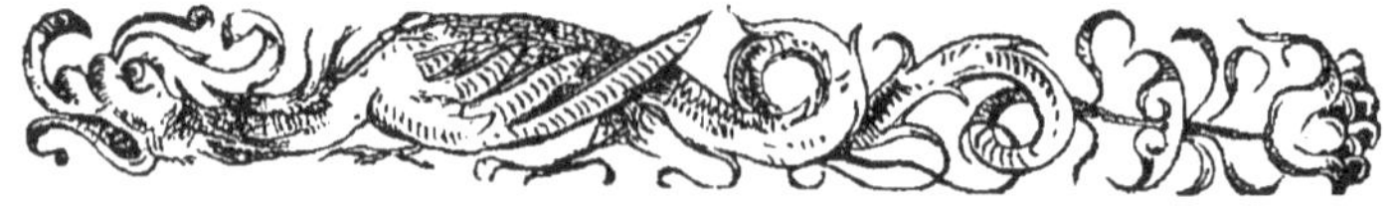

# INTRODUCTION HISTORIQUE.

L'origine de la scarlatine fut fort problématique pendant une longue série de siècles , et malgré toutes les sa-
vantes recherches et tous les soins que l'on a mis à explorer
les anciennes autorités , on est encore loin d'être d'accord
aujourd'hui sur son histoire véritable. Cela est loin de
nous étonner vu que l'incertitude n'est pas l'apanage
spécial à cette maladie , mais encore à beaucoup d'autres.
Quand on étudie les quelques documents historiques rela-
tifs à la lèpre, on voit que les auteurs anciens l'ont désignée
sous des noms différents , quelquefois bizarres , et qu'il est
fort difficile de débrouiller nettement cette question. C'est
là du reste un issue qu'on pouvait prévoir de prime-abord;
car plusieurs affections contagieuses et plus spécialement les
dermatoses , n'ont affligé certaines contrées que pendant
une durée momentanée. Voyez, en effet, ce qui est arrivé
pour la maladie dont nous venons de parler : Au XII siècle surtout, la lèpre se répand dans toutes les contrées de
l'Europe avec un caractère de violence tellement prononcé qu'on devait craindre éternellement ses ravages ; mais il
n'en a pas été ainsi heureusement , et grâce aux progrès
bienfaisants de l'hygiène et de la civilisation, elle est refou-

ée dans les régions barbares d'où elle était jadis sortie , et n'est plus pour nous qu'une rare exception , qu'un triste objet de souvenir. Il est au contraire d'autres maladies , qui, développées dans certains pays, ont été à diverses épo˗ ques transportées dans d'autres où elles se sont acclimatées, naturalisées et où elles n'ont pas exercé de moins cruels ravages que dans leur pays natal. La variole , la scarlatine, la rougeole et la syphilis, selon quelques auteurs, déciment l'Europe dans tous les sens ; et tout le monde sait que ce ne fut pas en Europe que ces fléaux contagieux reçu˗ rent le jour.

Sans nous occuper plus longtemps de ces généralités his˗ toriques relatives à ces affections et aux diverses causes de leur développement; nous allons ici mettre sous les yeux du lecteur tous les documents que nous avons pu recueil˗ lir concernant l'époque probable d'invasion de la scarlati˗ ne , sa confusion avec d'autres maladies et plus spéciale˗ ment avec la rougeole. Nous terminerons cette courte notice par une liste abrégée des principales épidémies qui ont ra˗ vagé l'Europe dans ces derniers temps.

*Joseph Franck* pense que la scarlatine a été connue des médecins grecs ; mais les passages d'Arétée, et d'Aétius qu'il cite sont fort obscurs. *Willan* a fait aussi de nom˗ breuses recherches dans le même sens, et a prétendu qu'elle avait régné en Europe dans le cinquième ou sixiè˗ me siècle. *Bateman* (1) soutient aussi que les Anciens ont connu les fièvres éruptives contagieuses, quoique l'opinion générale soit en faveur de la négative, à cause du manque de descriptions. Mais cette absence de descriptions , dit-il,

---

(1) Traité des maladies de la peau, traduit de l'Anglais par Bertrand

s'explique parfaitement par la croyance absolue de ces mé=
decins à la pathologie humorale. Ils se sont, par conséquent, contentés de classer ensemble toutes les fièvres éruptives comme pestilentielles , en attribuant les différentes
éruptions qui les accompagnent aux différentes combinai-
sons d'humeurs. De semblables éruptions selon lui ont été
fréquemment mentionnées , sous le nom d'*érysipelata* , de
*phlyctena d'exanthemata* par *Hippocrate* et *Galien* , comme
des affections qui accompagnaient des fièvres malignes et
épidémiques.

Après , il rapporte un passage d'*Hérodotus* , médecin
distingué qui exerçait à Rome sous le règne de *Trajan* :
« Dans les premières périodes des fièvres qui ne sont pas
» simples, mais qui sont le résultat des humeurs viciées , il
» s'élève sur tout le corps des tâches semblables aux pi-
» qures de puce , et dans les fièvres malignes et pestilen-
» tielles, cette éruption s'altère, et quelques unes ont une
» affinité avec le charbon. Mais ces éruptions qui paraissent
» sur la face sont les plus malignes de toutes. Selon *Bateman* , *Herodotus* dans ce passage , décrit avec une forte
précision , l'éruption de la rougeole , de la scarlatine et
de la petite vérole. Nous confessons avec franchise que
nous sommes bien loin de partager l'assurance de l'auteur
que nous venons de citer , et nous nous appuyons sur un
fait capital , que les anciens , malgré toute la négligence
qu'ils mettaient parfois dans la description des maladies ,
n'auraient pas oublié: nous voulons parler de la contagion
dont on ne fait aucune mention.

On ignore positivement l'époque et le lieu où la scarlatine a pris naissance. Généralement on la croit originaire
du Levant. *Jean-Jacques Reiske* très-versé dans la langue
arabe, dit avoir lu dans un vieux manuscrit arabe de la

bibliothèque de Leyde ces paroles : «C'est cette même année que parurent pour la première fois en Arabie, la petite vérole et la rougeole. » Cette année était la 572ᵉ de notre ère, l'année précise de la naissance de *Mahomet* (1). Au commencement du 11ᵉ siècle, elle passe avec les Mahométans dans la Palestine, la Syrie, l'Egypte; de là elle s'étendit le long du bord littoral de l'Afrique, puis en Espagne, et dans toute l'Europe qu'elle ravagea à des époques diverses. Ce n'est que dans les livres des médecins arabes qu'on trouve quelques détails sur cette maladie. *Haly-Abbas*, *Avicenne*, *Constantin d'Afrique* en ont parlé, et la rougeole et la scarlatine n'ont été regardé que comme des variétés par le premier. *Rhazès*, l'un des plus célèbres d'entre-eux vivait vers 690 de notre ère, et a publié un petit traité *ex professo* sur la petite vérole et la rougeole.

La scarlatine fut longtemps confondue avec plusieurs autres maladies, telles que *l'urticaire*, la rougeole surtout et quelques autres comme le verrons plus tard. *Ingrassias* est le premier qui ait donné les caractères de cette éruption en termes non équivoques. Il dit qu'elle était connue à Naples sous le nom de *Rossania* ou de *Rossalia* avant l'année 1500. (2) *Forestus* a décrit une épidémie de rougeole qui désola le Brabant en 1580, et en fit sentir la différence avec la scarlatine (3), en 1578, *Jean-Coyttar* médecin à Poitiers, publia sous le nom de *fièvre pourprée épidémique et contagieuse*, la relation d'une épidémie de scarlatine qui fut si

----

(1) Traité de la petite vérole et de la rougeole par *Méad*, Traduit de l'Anglais.

(2) Histoire des épidémies, par Ozanam. T. III , p. 349.

(3) Foresti obsev. Lib. I. C. 17.

violente que, d'après le même auteur, elle fit plus de victimes que la peste qui avait désolé les mêmes contrées quelques années auparavant (1). Après cette époque, nous trouvons dans les documents historiques une espèce de halte, qui dépend probablement de la plus grande rareté de la maladie au 16e siècle et au commencement du 17e, comme le prétendent *Forestus, Sennert* et d'autres.

Vers la fin du 17e siècle, elle semble au contraire reprendre une énergie nouvelle, mais offrant moins de dangers que dans le 18e où on la vit plus fréquemment et porer des coups plus terribles à l'espèce humaine (2).

Vers la fin du 17e siècle, une observation plus attentive commençant à pénétrer dans le labyrinthe de la pathologie, ne devait pas tarder à déblayer la science et à faire connaître les caractères distinctifs et le cortège symptomatique propre à la scarlatine.

*Robert Sibbaldt* (3) médecin du Roi Charles II en Ecosse, disait en 1658 dans la *Scotia Illustrata* que cette maladie avait paru depuis si peu de temps dans ee royaume, qu'il n'osait se hasarder à en donner aucune observation théorique et pratique. « Parmi les nombreuses maladies qui » ont paru pour la première fois dans ce siècle, on a ob- » servé depuis peu une fièvre qu'on nomme scarlatine, à » cause de la couleur écarlate dont la peau devient teinte ;

---

(1) *Quemadmodum anno contigit in hâc nostrâ regione in quâ hœc purpura tam graviter seviit quam pestis quœ annis superioribus eamdem plagam de populata est. (Joannis Coyttari de febribus purpuratis quœ anno 1557 vulgatœ sunt. p.* 145 )

(2) Dehaeu. Ratio medendi. T. I. p. 138.

(3) Ozanam. Maladies épidémiques. T. III. p. 331.

» mais les observations n'en sont pas assez nombreuses
» pour pouvoir en donner une théorie juste et une mesure
» raisonnée de traitement ; au reste elle fait périr peu de
» monde. »

A Londres en 1661 et 1673, personne ne mourut dans les mains de *Sydenham* qui n'eut affaire qu'à des scarlatines tout-à-fait bénignes. Mais la vérité avant d'être reconnue devait encore rencontrer plus d'un obstacle. *Morton* considérait la scarlatine comme une variété de la rougeole et regardait la connexion relative entre ces deux maladies comme celle qui a lieu entre la petite vérole distincte et la petite vérole confluente. Il rapporte que cette maladie fit à Londres un si grand ravage qu'elle enlevait régulièrement trois cents personnes par semaine (1). *Sennert* discute au milieu du 17e siècle la question suivante: » « La maladie prend-elle chez quelques individus la forme « de la petite vérole, et chez d'autres celle de la rou- « geole? (2) » *Sauvage* a parlé de l'urticaire comme d'une variété de la scarlatine et *Tissot* l'a confondue avec l'esquinancie (3).

Cet état de confusion et d'incertitude doit bientôt cesser ....Quelques observateurs distingués ne tarderont pas à dissiper toutes les fausses données, tous les éléments douteux qui obscurcissent cette question intéressante sous plus d'un rapport.

Dans l'été de 1741, Rosen de Roseinstein, illustre mé-

---

(1) Apprend. ad. pyretolog. p. 427.
(2) Seunerti Med. prat. Lib. IV. cap. 2.
(3) Rosen de Roseinstein. Maladies des enfants; traduit par Lefebvre de Villebrune. p. 276.

decin Suédois , suivit avec attention tous les détails d'une épidémie qui ravagea Stockolm et Upsal et en donna une bonne description (1). En 1742, *Storch* est le témoin des ravages cruels que fit une épidémie de scarlatine à forme maligne et raconta l'histoire détaillée de 200 malades. *Dehaen* décrit une épidémie de scarlatine maligne qu'il observa en 1748-49 à la Haye , capitale de la Hollande, tandis que vers la même époque de *Gorter* remarquait la même maladie dans les Pays-Bas, mais ne présentant aucun caractère de malignité (2). *Cullen* pendant le cours de quarante années a vu cinq ou six fois dominer une semblable épidémie en Ecosse. Cette maladie, dit-il, fut chez la plupart des personnes accompagnée d'un mal de gorge ulcéreux qui était parfois d'une espèce putride et gangréneuse (3). L'une des plus fortes épidémies de scarlatine est celle qui régna en Champagne en 1751 et que le Docteur *Navier* raconte ainsi : à la dyssenterie de 1750 succédèrent la petite-vérole et la rougeole qui régnèrent jusqu'au commencement de 1751. Au printemps on vit paraître la scarlatine qui fut vraiment épidémique et très-désastreuse. Elle se manifestait par une fièvre véhémente accompagnée de défaillances, de lassitudes spontanées, de douleur de tête et de gorge avec difficulté de la déglutition (4). Vers 1760,

---

(1) Rosen de Roseinstein. Maladies des enfants ; traduit Prr Lefebvre de Villebrune. p. 276.

(2) Dehaen. *Ratio medendi*. T. I. p. 140. Il a vu chez quelques individus , à l'époque de la desquammation , les ongles tomber avec l'épiderme.

(3) Cullen. Eléments de médecine pratique, traduits par Pinel. T. III., p. 295.

(4) Ozanam, Histoire des maladies épidémiques. T. III., p. 338.

il régna pendant quelque temps, dans les villages des environs de Toul, une maladie contagieuse dont on était enlevé
en deux ou trois jours au plus. C'était un *pourpre* si violent
que la peau tombait à presque tous ceux qui pouvaient en
réchapper. Ce que cette maladie avait de singulier, c'est que
ceux qui étaient secourus promptement, rendaient des vers
après quoi le pourpre paraissait (1). En 1777 et 87 *Eischel*
et de *Meza* la signalent à Copenhague. Plusieurs médecins
observent en 1800 une autre épidémie à Langres; enfin depuis le commencement de ce siècle, cette terrible affection
porte l'effroi et la mort dans les familles où elle enlève
principalement les enfants sans respecter toujours les adultes. Les nombreuses victimes qu'elle fait dans divers pays,
mais plus spéciale ment dans les contrées du Nord, la ren-
dent presque aussi redoutable que la variole qui est née
dans le même ciel et qui s'est répandue à peu près de la
même manière chez les peuples les plus éloignés. Une aussi
effrayante maladie méritait par ses désastreux ravages toute
l'attention des observateurs. Aussi les annales de la science
renferment bientôt des vues nouvelles sur cette affection.
Les uns publient des faits où la scarlatine n'offre aucune
trace de rougeur; les autres où elle est compliquée de
symptômes ataxo-adynamiques ou d'anasarque consécuti-
ve. *Bretonneau* décrit avec précision les caractères qui dis-
tinguent la scarlatine maligne angineuse de la diphthérite
(2). *Dance*, malheureuse victime de son enthousiasme
pour l'art de guérir, analyse les altérations des viscères
que l'on rencontre à la suite de la scarlatine (3).

---

(1) Lepecq de la Cloture. Maladies épidémiques. in 4° p. 181.

(2) Archives générales de médecine. T. XII., p. 28.

(3) Archives générales de médecine T. XXIII, p. 321-401.

Sans nous appesantir plus long-temps sur les épidémies qu'on a eu malheureusement si souvent l'occasion d'observer dans ces derniers temps , nous abandonnerons volontiers ici notre rôle pénible d'historien, quoique nous soyons bien persuadé de ne l'avoir rempli que d'une manière fort incomplète. Nous connaissons toutes les lacunes qu'il nous reste à combler... Nous savons qu'il faut une érudition plus étendue et une position plus favorable que la nôtre pour glâner avec fruit dans l'immense répertoire de la chronologie pathologique. Après tout , le seul bénéfice que l'on pourrait retirer d'un travail aussi long, ne consisterait qu'à connaître d'une manière positive la fréquence de cette maladie dans les temps passés sans beaucoup d'avantages pour l'avenir. Assurément la description , et les diverses indications laissées par nos devanciers, sont des éléments précieux pour la science ; mais il ne faut pas leur accorder des formes trop gigantesques pour rapetisser à de mesquines proportions, le talent d'observation qui fait la gloire de notre siècle. Rendons justice à qui de droit , utilisons quand nous le pouvons les travaux de nos ancêtres , exploitons du mieux qu'il nous est possible les mines qu'ils ont eu le bonheur de découvrir avant nous; mais gardons-nous bien de montrer un enthousiasme exagéré ou un aveugle fanatisme pour les monuments des siècles passés !!!

Nous avons essayé ci-dessus, quoique dans un cadre peut-être un peu trop restreint , de prouver que les épidémies de scarlatine qui ont ravagé les diverses contrées de l'Europe ont régné d'une manière presque continue surtout dans le 18ᵉ et la moitié du 19ᵉ siècle. Il résulte de cette étude que quels que soient les caractères qu'offre cette affection, presque tous les auteurs, et surtout ceux qui ont vécu dans le 18 siècle et dans le suivant , la considèrent

comme une maladie, si non toujours dangereuse par elle-
même , du moins par les complications mortelles qu'elle
présente. Les quelques explications que nous venons de
donner nous feront pardonner d'avoir oublié des recherches plus minutieuses de bibliographie, pour nous appli-
quer plus avantageusement à des expériences précises et
nombreuses , à la recherche confirmative des agents propres à neutraliser l'action délétère des miasmes contagieux.

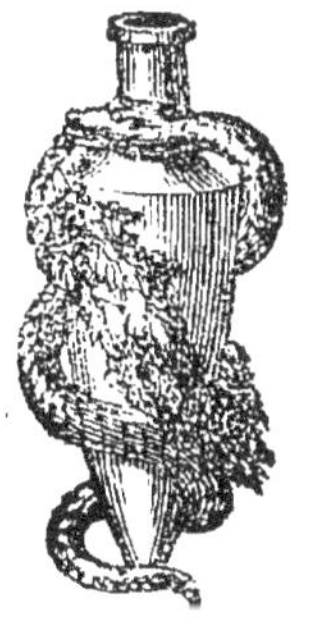

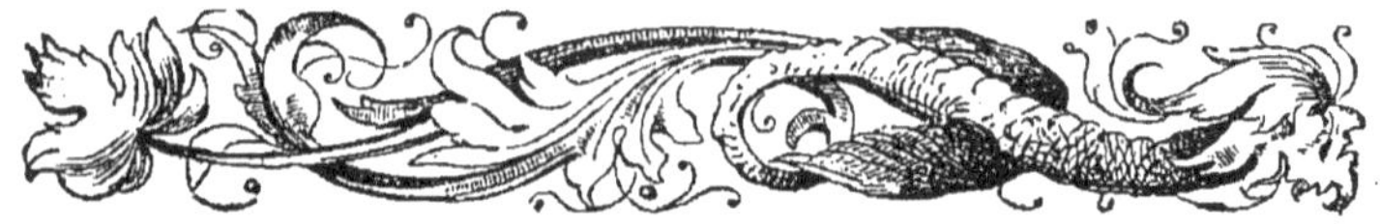

# DE L'EMPLOI PROPHYLACTIQUE

## DE LA

## BELLADONE

### DANS

## LA SCARLATINE ÉPIDÉMIQUE.

Dans tous les pays, les sciences proprement dites, de-
vraient marcher sous le même drapeau et vivre dans les
sentiments de la plus franche fraternité. En est-il ainsi?
Certainement non....chaque peuple ou plutôt chaque
faculté a ses préventions, son esprit de système. Aussi voit-
on maintes fois des hommes de talent renverser les autels
élevés en l'honneur de la Vérité, pour adorer les préjugés
de l'Idolatrie, comme si la vérité ne devait pas être reconnue de quelque côté qu'elle puisse nous venir. Qu'est-il
arrivée de cette opposition systématique?....C'est que la
science a été soumise aux tiraillements continuels des ré-
volutions et que la thérapeutique plus spécialement a été
transformée en un vaste champ-clos où se sont vidées les

destinées du genre humain. Ces tristes réflexions me sont inspirées p ar l'étrange dissidence qui existe entre les praticiens français et les médecins d'Allemagne au sujet de la prophylaxie de la scarlatine épidémique.

Les uns considèrent la belladone comme une conquête thérapeutique, tandis que les autres on tdédaigneusement rejeté sans aucun examen préalable, l'emploi de ce remède comme une utopie enfantée par la rêveuse imagination des médecins d'outre-Rhin. Et pourtant les faits rapportés par une foule d'hommes distingués qui exercent dans les contrées du Nord, offrent assez d'importance pour être soumis au contrôle sévère de l'expérience. A quelles causes pouvons-nous donc attribuer cette inexplicable indifférence? Nous n'avons nullement l'intention de soupçonner des sentiments de jalousie et de rivalité fort injuste à tous les incrédules, mais nous dirons seulement qu'il existe dans notre pays un tort selon nous fort, grave, c'est de ne croire généralement que ce que l'on voit; or la France jusqu'aujourd'hui a été plus rarement victime des épidémies meurtrières de scarlatine que la Suisse, l'Allemagne, le Tyrol, et tout le Nord en général; aussi a-t-on moins donné d'attention à la découverte préconisée dans ces divers pays, et l'a-t-on peut-être rejetée trop légèrement. L'absence du danger présent ne doit pas nous faire oublier un avenir qui pourrait nous être fatal, d'autant plus que pendant tout l'hiver dernier, une épidémie de scarlatine a exercé de bien cruels ravages sur les enfants de presque tout l'arrondissement de Valenciennes et de plusieurs petites villes limitrophes telles que Condé, St.-Amand, le Quesnoy, etc.

Quant aux observations que nous avons détaillées, nous les avons suivies et analysées avec un soin tout pariculier....Ce n'est pas à distance que nous avons vu les malades, c'est dans les diverses localités que l'épidémie décimait que nous allions recueillir les diverses phases morbides, les complications variées que l'on rencontre dans la scarlatine épidémique. Nous n'avons pas voulu confier à des personnes étrangères à la médecine le soin de l'administration de la belladone (car nous savons positivement que les parents n'observent pas toujours fidèlement les recommandations qu'on peut faire à ce sujet). Aussi allions-nous chaque jour à la maison communale d'un village voisin où la maladie avait déjà fait plusieurs victimes, préparer les doses convenables à chaque âge, et observer par nos propres yeux les effets physiologiques du médicament.

Je soumets volontiers ces réflexions au jugement et à la critique des hommes compétents ; car c'est en dehors de toutes préoccupations scholastiques et de tout esprit de parti que je les ai écrites.

## CHAPITRE Iᵉʳ.

## DOCUMENTS HISTORIQUES.

Lorsque l'on parcourt l'histoire des découvertes que le génie a péniblement moissonnées dans le champ immense de l'observation, on trouve cette désolante vérité : c'est que les faits nouveaux controlés, par l'expérience la plus désintéressée ne manquent jamais de rencontrer, dès leurs premiers pas, une phalange serrée d'opposants qui, par des inductions plus spécieuses que vraies, torturent la vérité et veulent à tout prix mettre en relief les élans de leur amour-propre. *Harvey* découvre la circulation, et il soulève sur tous les points de l'Europe savante une foule d'adversaires qui, le plus souvent, mettent dans leurs attaques plus de méchanceté que bonne foi. Et tout le monde sait qu'*Harvey* eut le bonheur de voir avant sa mort, reconnaître généralement son immortelle découverte. *Jenner* fut aussi en butte à une critique fort amère : mais le triomphe de la vaccine, reconnue par tous les gouvernements civilisés, fut la glorieuse récompense de ses efforts et de sa patience. Nous voyons qu'il est bien rare qu'une vérité, malgré toute son évidence, soit de prime abord accueillie par tout le monde ; il devait en être ainsi pour la prophylaxie de la scarlatine. Voyons plutôt :

*Samuël Hahnemann*, l'auteur de la doctrine homéopathique, ayant observé quelques rapports entre les symptômes de la scarlatine et ceux qu'on remarque dans l'empoisonnement par la belladone, — Sécheresse et douleur de la gorge etc. — crut trouver un remède efficace contre cette maladie. Il publia en 1801 à *Gotha*, une brochure sur ce sujet. Plusieurs médecins s'empressent de vérifier cette surprenante découverte, et publient tous les heureux résultats qu'ils ont obtenus. *Schenck* (1) *Hedenus* (2) ont retiré les effets les plus salutaires de l'emploi de la belladone comme préservatif de la scarlatine. Les premières expériences faites d'une manière suivie contre la contagion de la scarlatine, sont celles du D^r. *Berndt* à *Curtrin*, (3) qui durant les épidémies dont cette ville fut le théâtre en 1818 — 19, eut recours à la belladone et dit à ce sujet : » Ce ne fut qu'en 1818, lorsque familiarisé avec la na- » ture de la fièvre scarlatine par une longue suite d'ob-

(1) Journal d'Hufeland, 1812.
(2) id.      id.      1814.
(3) id.      id. Cahier d'août 1820.

» servations, je m'étais formé une opinion sur le mode
» de développement de cette maladie, que je conçus l'idée
» de la possibilité de préserver de ce fléau. Partant de
» l'idée que cette maladie affecte d'abord le système ner-
» veux, je pensai que pour empêcher l'effet de la conta-
» gion il suffirait de trouver un moyen qui, par une
» excitation spécifique, produite sur ce système, détruisît
» ou du moins affaiblît la susceptibilité pour la conta-
» gion. La belladone recommandée par *Hahnemann*, et
» employée dans cette vue par quelques praticiens me
» paraissait tellement propre à remplir cette indication
» que je résolus de vérifier la vertu prophylactique de cette
» plante et notamment celle de l'extrait récemment fait.
» Pour obtenir des résultats certains, j'employai ce
» remède d'abord sur des individus soumis à l'influence
» directe de la contagion, et particulièrement sur des en—
» fants au-dessous de quinze ans, qui en vertu de leur
» âge sont les plus sujets à contracter la fièvre scarlatine,
» et qui d'ailleurs par leur contact permanent avec de tels
» malades, étaient les plus menacés de l'effet de la conta-
» gion. Après avoir employé ce traitem ent pendant un
» mois et plus, suivant la durée de l'épidémie, j'eus la
» satisfaction de voir que, sur 195 enfants exposés jour—
» nellement à la contagion, et aux quels j'avais fait ad-
» ministrer la belladone, il n'y en eut que 14 qui, no-
» nobstant l'emploi du préservatif, furent atteints de la
» scarlatine, au lieu que les 181 autres en demeurèrent
» exempts. Cependant je dois dire aussi que le petit nom-
» bre d'individus qui malgré l'usage de la belladone furent
» attaqués de la contagion, présentèrent des symptômes
» beaucoup moins graves que ceux qu'offre d'ordinaire la
» fièvre scarlatine. Les mêmes expériences faites avec une

» solution de quinze centigrammes d'extrait de belladone ,
» sur un très grand nombre de sujets, soumis à l'influence
» de la contagion , eurent pour effet que tous furent pré-
» servés de la maladie. »

Le docteur *Muhrbeck* (1) a aussi employé la belladone à
Demmin dans la Poméranie occidentale. « C'est depuis
» sept ans , dit-il , que j'emploie la belladone comme pré-
» servatif contre la contagion de la scarlatine , et toujours
» avec un égal succès. » Quant à la question de savoir
comment la belladone agit en pareil cas , on ne peut rien
préciser à cet égard , si ce n'est qu'elle détruit la susceptibilité nécessaire pour contracter la scarlatine , absolument
de la même manière dont la vaccine éteint le virus varioli-
que ; avec cette modification cependant que l'extinction
produite par la vaccine est permanente , au lieu que celle
qu'opère la belladone n'est vraisemblablement que passa-
gère.

*Sœmmering* a retiré de l'emploi de cette plante les effets
les plus salutaires contre le fléau qui se montrait sur le
théâtre de la guerre. « J'eus alors , dit-il , pour la pre-
» mière fois, le bonheur de garantir de cette terrible con-
» tagion , toutes les personnes qui prirent de la belladone
» avec un peu de suite, et il en est plusieurs milliers. »
En 1820 , une très-forte épidémie de scarlatine se mani-
feste à *Guterstob* , bourg d'Allemagne , et aucun des enfans
qui prirent la belladone, n'en fut attaqué (2).

*Méglin de Colmar* a vu régner la scarlatine épidémique

---

(1) Journal d'Hufeland, cahier de février 1821.
(2) Revue médicale, T. X., page 213.

dans sa résidence, pendant les années 1820-21. « Assez
» souvent, dit il, cette maladie a pris un caractère grave,
» et a fait un grand nombre de victimes. Mais tous les su-
» jets sans exception, à qui on a pu faire prendre de la bel-
• ladone avant l'invasion de la maladie, en ont été préser-
» vés » (1).

Les observations rapportées par le docteur *Dusterberg* à
Warbourg ne sont pas moins concluantes. «Durant trois
» épidémies consécutives, dit-il, j'ai employé la belladone
» avec un succès tel, que je regarde ce remède comme aussi
» efficace que la vaccine. Pour mieux reconnaître l'effet du
» préservatif, et en écarter celui du hasard, j'ai choisi
» dans chaque famille, un enfant que j'exceptai du
» mode de traitement ; or, tous ceux auxquels l'usage de
» la belladone était demeuré interdit, furent atteints de la
» contagion ; à la vérité, plusieurs individus qui n'avaient
« usé du préservatif que pendant quatre ou cinq jours,
» contractèrent également la scarlatine, mais chez tous la
» maladie offrit des symptômes si peu alarmants que ce ne
» fut guère qu'au commencement de la desquammation
» que l'on reconnut l'effet de la contagion. Chez la plupart
» des individus soumis à ce traitement prophylactique, il
» se manifesta au bout de quelques jours, une éruption
» générale semblable à celle de la rougeole, et tous ceux
» chez lesquels une telle éruption avait été observée, de-
» meurèrent exempts de la contagion » (2).

Les résultats obtenus par le docteur *Behr* à Bembourg,
sont aussi fort satisfaisants. Il employe la belladone chez 47

---

(3) Nouveau journal de Médecine, novembre 1821.
(1) Journal d'Hufeland, octobre 1822.

individus, tant enfants qu'adultes, et six seulement furent attaqués de la contagion ; et chez tous les six, la maladie fut tellement bénigne, qu'aucun n'y succomba (3).

M. *Ibrélisle*, médecin à Metz, a vu 12 enfants préservés par la belladone de la scarlatine, qui en attaqua deux cent-six au milieu desquels ils vivaient (2). Le docteur *Telsen* a donné cette plante à deux cent et quarante-sept personnes dont treize seulement contractèrent la scarlatine. M. *Koreff*, professeur à l'Université de Berlin, adresse à *Laennéc* une note dans laquelle il assure que les effets prophylactiques sont incontestables, et qu'on a en Allemagne des preuves journalières d'un bienfait qui égale pour beaucoup de contrées celui de la vaccine (3). Il résulte des recherches du docteur *Wagner*, sur l'ensemble des épidémies où on a administré la belladone, et celui où on ne l'a pas employée, que dans les premières on a perdu tout au plus un enfant sur seize, tandis qu'il en est mort un sur trois dans les dernières (4). *Biett* a vu régner cette maladie dans une haute vallée de la Suisse, et respecter presque sans aucune exception, tous les enfants à qui on avait administré la belladone (5). Il existe encore plusieurs mémoires qui viennent confirmer l'efficacité prophylactique de la belladone, et écrits par des médecins de différents pays. Nous mentionnerons seulement ceux du docteur *Wesener*

---

(1) Revue médicale août 1823.

(2) Bulletin de la Société Médicale d'Emulation, août 1823. p. 205.

(3) Journal complémentaire des Sciences médicales, T. 18, p. 369, 1824.

(4) Journal des progrès des sciences médicales, T. 1, p. 242.

(5) Abrégé pratique des maladies de la peau, par Cazenave et Schedel, p. 52.

en Westphalie, et docteur *Zeuch* dans le Tyrol. Du reste, tous les documens sur les effets de la belladone contre la scarlatine ont été réunis par *Hufeland* (1).

Maintenant que nous avons fait connaître les principaux auteurs qui, après avoir vu des épidémies de scarlatine, vantent l'emploi de la belladone, l'impartialité nous impose le devoir de citer les faits de ceux qui nient cette précieuse faculté.

Le docteur *Lehmann*, pendant toute la durée d'une épidémie qui régna à Torgo, en 1825, prescrivit l'extrait de belladone, comme préservatif de la scarlatine, sans aucun succès, quoique toutes les règles indiquées par les plus grands partisans de ce moyen prophylactiques aient été observées scrupuleusement dans son administration (2). « La
» scarlatine, dit M. *Cock*, ayant attaqué un membre d'une
» famille où se trouvait sept ou huit personnes susceptibles
» de la contracter ; je saisis cette occasion de m'assurer
» jusqu'à quel point la belladone préserverait le reste de
» la famille de la contagion. En conséquence, je donnai à
» chacun de ceux que le mal n'avait pas atteint, une pi-
» lule d'extrait de belladone, matin et soir. Néanmoins,
» un seul d'entre eux échappa à la scarlatine, et je ne puis
» dire si cette immunité fut due plutôt à l'usage de la bel-
» ladone qu'à une idiosyncrasie. La maladie, du reste,
» ne fut pas maligne chez les autres, et paraît avoir été
» modifiée par l'usage du remède. » (3).

---

(1) La vertu préservatrice de la belladone contre la scarlatine, in-8o, Berlin, 1826.

(2) Archives générales de médecine, 1828, janvier, p. 138.

(3) Gazette médicale, 1832, p. 530.

M. *Miquel* d'Amboise, dans un mémoire présenté à l'Académie royale de médecine, dit n'avoir retiré aucun effet salutaire de l'emploi de la belladone, et propose l'inoculation comme un préservatif d'une efficacité incontestable (1). *Schwartze* et quelques autres partagent la même opinion. Nous discuterons plus tard les causes probables de leurs insuccès.

---

Les médecins français n'ont pas, du moins jusqu'aujourd'hui, ajouté une grande confiance à l'emploi de ce moyen. Les uns récusent entièrement les faits ; à ceux-là nous nous garderons tout à fait de répondre ; les autres demandent de nouvelles expériences et doutent des propriétés salutaires de la belladone, parce qu'ils ne peuvent expliquer son mode d'agir sur l'organisme. Ce serait vraiment paralyser la marche de la science que de ne pas admettre des faits que notre esprit ne peut comprendre ; car que de questions importantes sur lesquelles l'incertitude et l'empirisme dominent d'une manière absolue. Et pour nous en tenir spécialement à la scarlatine, qu'on nous dise donc pourquoi cette affection accorde une triste préférence plutôt à l'un qu'à l'autre ? pourquoi chez celui-ci elle acquiert des symptômes effrayants, des complications fort graves, une angine maligne ou gangréneuse, tandis que chez celui-là, elle donne à peine quelque mouvement fébrile, une angine fort légère, sans aucun accident consécutif ? Qu'on m'explique encore comment se développe et se conserve le germe de cette maladie ? — Car nous l'avons vu suspendre ses ravages pendant quinze à vingt

---

(1) Revue médicale, T. IV, p. 278.

jours, pour reprendre une énergie plus désastreuse. — Jusqu'aujourd'hui, il n'a pas encore été permis au génie de l'homme de pénétrer tous ces mystères, de déchirer le voile qui couvre toutes ces causes si profondément cachées. Sans désespérer de l'avenir, tenons-nous en donc à l'observation qui égare moins souvent l'esprit que les suppositions les plus ingénieuses.

CHAPITRE II.

## EFFETS PHYSIOLOGIQUES.

### STATISTIQUE.

On conçoit que le cortége des phénomènes produits par la belladone a pu se rencontrer réuni chez le même individu ; ce qui fait que plusieurs ont pu éprouver en même temps, de la céphalalgie, du mal de gorge, du dévoiement, des coliques ou quelquefois même du délire, tandis que d'autres n'ont ressenti que quelques-uns de ces symptômes et qu'un assez grand nombre a été complètement insensible à l'action si puissante du remède. Nous allons du reste détailler les différents résultats que nous avons obtenus chez quatre cents individus auxquels nous avons nous-même administré le médicament en question (1). 212 ont été affectés d'une céphalalgie assez intense avec dilatation très prononcée des pupilles et des éblouissemens. Cette douleur le plus souvent ne persistait qu'une demi-heure environ, et avait son siége principal dans la région des sinus frontaux. C'est là, du reste, l'impression que nous avons perçue sur nous-même à plusieurs reprises, en ingérant en une seule dose douze gouttes de teinture alcoo-

---

(1) C'est dans trois villages limitrophes, Curgies, Saultain et Préseau que nous avons fait nos expériences.

lique. Cette céphalalgie a été dix-huit à vingt fois accompagnée de délire ou d'hallucination dont la durée ne dépas-
sait jamais quelques heures. J'ai eu plusieurs fois l'occasion
de voir quelques enfans qui étaient plutôt chagrinés par
une agitation assez vive que par le délire proprement dit ;
d'autres s'empressaient de réclamer le lit, mais ils ne pouvaient trouver le sommeil......... 25 fois environ, nous
pûmes remarquer chez les mêmes individus, et à chaque
fois qu'ils prenaient de la belladone, un mal de gorge, une
angine factice dont la durée était aussi fort courte. Un dévoiement et des coliques plus ou moins intenses survinrent
pendant le cours de nos expériences. 125 individus en furent affectés ; les uns avaient à peine quelques selles parfaitement liquides, tandis que d'autres ( ces cas sont fort
rares à la vérité, car nous ne les avons observés que cinq
ou six fois ) allaient quelquefois jusqu'au sang. Ces phénomènes morbides n'ont jamais produit aucun accident
bien remarquable, et ne nous ont jamais empêché la con-
tinuation du remède. Cette conduite nous vaudra peut-
être d'injustes critiques de la part de certains esprits sys-
tématiques qui voient toujours la triste lueur de l'incendie
quand il n'y a pas même la plus legère étincelle. Du reste, pas un enfant n'a interrompu ses jeux, et au bout de
quelques jours le dévoiement était complétement arrêté.
Quant à la rougeur qu'on remarque à la peau, nous ne
l'avons observée d'une manière bien positive que cinq ou
six fois. Nous ne pouvons pas assurer qu'elle n'existe pas
plus souvent, d'autant plus que c'est le phénomène morbide produit par la belladone le plus fugace, et pouvant
par conséquent échapper fort facilement à l'observateur le
plus attentif. 145 n'ont ressenti aucun effet de l'administration du remède ; on voit que cette proportion est déjà
fort considérable.

*Doses et préparations.* Les médecins allemands ont employé la belladone d'après diverses formules. Les deux principales sont les suivantes : poudre de racine de belladone, 1 décigramme, sucre porphyrisé de 4 à 8 grammes, en 60 doses. — Extrait de belladone récemment préparé, 15 centigrammes dissous dans 30 grammes d'eau de canelle. Je donnai, dit *Berndt*, deux ou trois gouttes de cette solution, matin et soir, aux enfans âgés d'un an et au-dessous, aux enfans de deux ans trois à quatre gouttes, et ainsi de suite. Cette dose augmente d'autant de gouttes que l'enfant a d'années de plus, mais je n'ai jamais passé douze gouttes, même pour les individus au-dessus de douze ans. La poudre serait certainement l'une des formes les plus convenables, si la plante était toujours fraîche, et si les enfans montraient assez de docilité pour vouloir la prendre. Quant à nous, ce n'est pas là la marche que nous avons suivie, c'est à la teinture alcoolique que nous avons accordé la préférence, car nous sommes persuadés que c'est la préparation de belladone sur laquelle on doit le plus compter. Ainsi, depuis un an jusqu'à trois, nous avons administré deux gouttes dans une potion à prendre dans la journée, de trois à six ans trois gouttes, et après cet âge nous augmentions d'une goutte de teinture par chaque année.

Il y a donc trois préparations phamaceutiques de belladone auxquelles on peut avoir recours : 1°. la teinture alcoolique que nous plaçons en première ligne ; 2°. la poudre, qui, comme nous l'avons déjà dit plus haut, serait une des formes les plus convenables, si elle était fraîche : mais elle est rarement dans cet état, et le plus souvent lorsqu'on la prescrit, elle est bien loin de produire les résultats qu'on en attendait ; 3°. les extraits. Il y en a de différentes espèces : l'extrait alcoolique, l'extrait par déplacement ; et l'extrait par le suc exprimé. Généralement on ne donne pas aux préparations pharmaceutiques toute l'attention qu'on devrait bien. Aussi qu'arrive t-il ? C'est que les sortes d'extrait du commerce, c'est-à-dire ceux que l'on rencontre chez la plupart des pharmaciens, sont loin de posséder toujours la même activité ; aussi peut-on en prendre des doses très-fortes sans aucun effet. *Orfila* rapporte qu'ayant adminstré à des chiens une certaine dose d'extrait de belladone bien préparé, il avait donné la mort, tandis qu'ayant répété les expériences avec les mêmes quantités de belladone acheté chez d'autres pharmaciens, il n'a obtenu que des effets peu marqués ; ce qui dépend sans doute, dit-il, de la manière dont les extraits ont été préparés (1). Nous avons pu, dit *Trousseau*, donner sans produire d'accidens, jusqu'à 3 et 4 décigrammes d'un extrait de *datura* préparé chez un pharmacien, tandis que nous avions des effets toxiques avec cinq centigrammes, lorsque le médicament sortait d'une autre officine (2). Par toutes ces considérations, nous pensons que les hommes de l'art qui n'ont eu que des revers à compter en employant l'extrait de belladone, trouveront une explication facile de leurs insuccès ; ce qui prouve que dans les questions en apparence les plus simples, se présentent quelquefois des détails fort compliqués qui méritent d'être étudiés sous toutes leurs faces. Ce n'est pas tout : a-t-on toujours bien surveillé l'administration du remède, et des parens peu soucieux ou trop craintifs n'ont-ils pas, comme il nous est arrivé, oublié les recommandations faites à ce égard ? Ce

---

(1) Traité de Toxicologie, p. 265.
(2) Traité de Thérapeutique, p. 242.

sont là autant de difficultés que l'on rencontre à chaque pas dans la pratique et les conclusions que l'on pourrait formuler dans des circonstances aussi obscures, ne reposent le plus souvent que sur des données illusoires.



## CHAPITRE III

## PROPHYLAXIE.

Avant d'arriver à l'exposition détaillée des faits, jetons un coup-d'œil rapide sur deux points importants dans l'histoire de la scarlatine épidémique, c'est-à-dire la contagion et la mortalité. On admet généralement que la scarlatine est contagieuse, et l'on s'appuie principalement sur ce fait, c'est qu'on voit fréquemment un second enfant atteint après un premier, si l'on n'a pas soin de l'éloigner dès le début et surtout à l'époque de la desquammation, qui est, comme l'on sait, la période de la maladie la plus propre à la contagion. Ce sont là, du reste, des observations que nous avons eu malheureusement trop souvent l'occasion de faire dans le cours de la dernière épidémie. Nous avons vu, en effet, que presque toutes les fois qu'on laissait communiquer les enfans sains avec ceux qui étaient contaminés, on payait cher une pareille imprudence. Mais la scarlatine n'est pas une maladie franchement contagieuse comme la syphilis, le vaccin, etc., maladies qui ont besoin pour se reproduire avec des caractères identiques, d'un produit organique élaboré pendant le cours de ces affections, tandis que l'inoculation de la scarlatine comme de la rougeole, quoique tentée à pusieurs reprises et par des hommes habiles, a presque toujours donné des résultats négatifs. Quoiqu'il en soit, la contagion est-elle le seul mode de développement et de propagation de cette maladie? Assurément non, car s'il en était ainsi, l'isolement serait le remède prophylactique par excellence, et suffirait pour arrêter les ravages des épidémies de scarlatine, mais il y a encore une autre raison ; lorsque cette affection, sous l'influence de causes inconnues se répand dans un pays, ou se cantonne dans certaines localités, elle frappe à la fois plusieurs individus qui, loin d'avoir communiqué ensemble, sont séparés par une assez grande distance, tandis que d'autres plus rapprochés se trouvent sans savoir pourquoi à l'abri de toute atteinte. Il y a dans cette circonstance un résultat complexe, c'est-à-dire que la maladie peut à-la-fois se produire par l'action seule des causes spécifiques et plus souvent encore par le contact immédiat. Nous pourrions au besoin appuyer par des observations nombreuses les diverses opinions que nous venons d'émettre, mais nous pensons qu'on les admettra sans contestations, d'autant plus qu'elles réunissent en leur faveur la sanction de la majorité compétente.

Tout le monde sait combien il est difficile de recueillir dans une ville d'une population tant soit peu considérable, tous les élémens qui concernent une épidémie, et de connaître les diverses phases de la maladie régnante. Les obstacles souvent insurmontables que l'on rencontre à chaque pas, suffisent pour établir d'une manière péremptoire que les relevés de statistique tentés dans ces conditions ne sont jamais que des approximations fort problématiques, dont le seul mérite ne consiste fort souvent qu'à soutenir une hypothèse plus ou moins ingénieuse ou une idée préconçue. La vérité n'est pas toujours dans le nombre, et quelques faits bien suivis sont quelquefois plus utiles que des milliers d'observations. Ces raisons ont suffi pour nous faire abandonner l'entreprise d'un problème aussi difficile à résoudre, et pour nous faire mettre de côté tous les do-

cumens que nous avons pu recueillir sur la dernière épidémie qui avait régné à Valenciennes. Nous nous sommes
donc contentés de suivre la maladie dans deux villages voisins de cette ville, remarquables à la fois par leur salu-
brité et leur bonne position géographique, et de noter les
divers ravages qu'elle a pu y commettre.

*Saultain* est un village d'une population de 7 à 800
âmes, situé à quatre kilomètres environ de Valenciennes,
sur un terrain assez élevé, n'étant baigné par aucune riviè-
re, et ne renfermant dans son sein aucun élément propre
à développer ou à favoriser la propagation des miasmes
contagieux. Les maisons sont assez généralement bien bâ-
ties, et les familles y jouissent d'une aisance assez confor-
table, due en partie à une grande fabrique de sucre élevée
en dehors et au nord de la commune. Saultain, que le
choléra avait respecté, paya, comme on va le voir, son
malheureux tribut à la scarlatine. La maladie débute vers
le 15 décembre 1840, et jusque vers le 20 avril 1841, elle
frappe sans relâche ; sur un nombre de 240 enfans environ
que possède cette commune, 96 sont atteints par le fléau
et 30 succombent. Ce qui fait qu'on a perdu à peu près un
enfant sur trois.

Le second village est située à 20 minutes de Saultain,
d'une population de 8 à 900 âmes, et placé sous beaucoup
de rapports dans les mêmes conditions. C'est vers le 10
janvier 1841, que la maladie débute et règne jusqu'au
commencement d'avril. Dans ce laps de temps, 14 individus sont atteints et 4 sont victimes. La mortalité dans ce
cas est dans un rapport à peu près parfait avec celle mentionnée ci-dessus. On sera sans doute surpris au premier
abord de la grande différence entre Saultain et Curgies,
pour les ravages exercés par la maladie. C'est là un résul-

tat que nous nous proposons d'expliquer plus tard , lorsque nous parlerons de la prophylaxie.

Quels sont les individus sur lesquels l'épidémie scarlatineuse a exercé ses plus cruels ravages ? La scarlatine
comme la variole semble plus spécialement réservée à l'en-
fance , et depuis trois ans jusqu'à seize , on est plus générale-
lement exposé à la contracter. Les autres âges ne sont atteints que d'une manière toute exceptionnelle; ainsi la maladie attaque rarement les enfans à la mamelle : je n'en ai
observé que deux cas. Plusieurs personnes d'un âge mûr
en ont aussi ressenti les atteintes , mais dans ce cas, c'était
une scarlatine en miniature, c'est-à-dire tout à fait bénigne ; car au bout de quelques jours , tous les phénomènes
morbides se dissipaient complètement. D'après les recherches que nous avons faites, nous avons reconnu que la maladie attaquait indifféremment le sexe masculin et féminin.

Nous passons maintenant au point fondamental de notre travail , je veux dire au traitement prophylactique ;
pour mettre plus de clarté et de méthode , il sera nécessaire de diviser cette partie en deux classes : nous tracerons
tout d'abord l'exposé des faits particuliers , pour arriver
ensuite à la discussion des faits en masse, et juger leur degré d'importance.

L'un des deux villages (Curgies) nous fournira les quel
ques observations que nous allons très-succinctement ana-
lyser ici.

Le 10 janvier 1841, le nommé Auguste ...., âgé d'un
an et demi environ , d'une forte constitution , est attaqué
de la scarlatine. Au bout de quelques jours, la tuméfaction
des parotides et des ganglions cervicaux est si intense que le

volume du cou est énorme et dépasse la limite des os maxil-
laires inférieurs (1). Malgré tous les soins appropriés , il
succombe le 16 du même mois à cette espèce de suffocation.
Ses deux frères , plus âgés que lui , furent soumis au traitement préservatif et complètement à l'abri de la maladie
régnante , quoiqu'ils habitassent la même chambre et
qu'ils rodassent fort souvent autour du berceau dans lequel reposait le malheureux petit patient.

Le 20 janvier 1841 , le nommé W....., âgé de 2 ans ,
d'une faible constitution , est attaqué de la scarlatine.
Une angine assez intense se déclara quelques jours avant
avec un gonflement assez considérable des glanglions cervicaux. Malgré l'application de quelques sangsues , un abcès se forma , nous l'ouvrîmes , et un mois et demi après
du pus très fétide et fort liquide s'écoulait encore de cette
ouverture. La maladie parcourut toutes ses périodes. A l'é-
poque de la desquammation , le malade se trouvait beaucoup mieux et recevait avec plaisir les caresses que lui don-
naient ses deux sœurs et son petit frère, sans aucun résultat
fâcheux. Ils avaient été soumis au traitement prophylactique.

La nommée A....., âgée de 16 ans environ , d'une très

---

(1) Nous n'avons pu vérifier par l'autopsie l'opinion d'un grand observateur fort compétent sur cette matière. Il est plus que probable ,
dit-il, que le gonflement des ganglions lymphatiques circonvoisins et celui du tissu cellulaire qui les environne aura été pris pour l'intumescen-
ce des organes sécréteurs de la salive. Dans les observations qui me sont
propres, soit qu'elles aient eu pour objet la scarlatine ou la diphtérite ,
je me suis assuré que les glandes salivaires qui m'avaient semblé , pendant la vie être le siége de la tuméfaction n'y participaient point et ne
s'éloignaient en rien de l'état naturel. (De la diphterite, par Bretonneau,
p. 257).

forte constitution , tombe malade vers le 28 janvier 1841 ,
on m'appelle le 29 , et je reconnais les caractères de la maladie épidémique. Deux jours après , cette malheureuse
était emportée par un délire violent. Une sœur et deux
petits frères couchaient dans la même chambre , ils furent
à l'abri de tout phénomène morbide épidémique. Ils avaient
pris de la belladone.

La nommée Thérèse H..., âgée de 2 ans et demi, se trouve indisposée le 19 février 1841. La scarlatine compliquée
d'une angine assez forte se développe sous toutes ses formes. La petite malade ne tarde pas à délirer et elle finit par
succomber le 2 mars suivant. Ses deux sœurs , Sophie et
Henriette, qui reposaient dans un lit attenant à sa crèche ,
furent respectées par le fléau ; je leur avais administré de
la belladone.

Deux sœurs se marient , elles sont pauvres , et par économie elles se décident à habiter ensemble une seule
chambre. Elles donnent à peu près en même tems le jour
à deux filles qui , à l'époque de l'épidémie avaient dix
mois environ. L'une d'elles contracte la scarlatine , et l'on
m'appelle pour ouvrir un abcès qui s'était formé derrière
l'oreille. C'était à l'époque de la desquammation. L'autre
est attaquée quelques jours plus tard de la même maladie ;
elles n'avaient pris aucune dose de belladone. La guérison
arriva dans l'espace de huit ou dix jours. Ce sont là ,
comme je l'ai dit , les deux seuls cas que j'ai observés chez
les enfans à la mamelle. Cette observation offre un résultat essentiellement différent avec les autres observations ,
résultat fort concluant du reste en faveur de la belladone.
Dans ce cas , en effet , le développement de la maladie n'est
qu'exceptionnel, et pourtant deux jeunes enfans qui vivent
seulement dans la même chambre sont atteints l'un après

l'autre par l'épidémie, tandis qu'on a pu voir dans les autres observations que l'issue n'est pas la même. Les enfans qui ont pris de la belladone fréquentent, touchent sans suite fâcheuse ceux qui en sont atteints.

Nous pourrions, on le conçoit, facilement multiplier sans avantages aucuns des observations analogues à celles que nous venons de rapporter. Mais nous pensons que ce nombre doit suffire pour prouver que malgré le contact immédiat et toutes les circonstances propres à favoriser la contagion, les individus soumis pendant le temps voulu au traitement prophylactique, ont été sans aucune exception préservés de toute atteinte.

Il était loin d'en être ainsi dans le village voisin ; car il suffisait le plus souvent qu'un enfant fut atteint dans une famille, pour que les autres payassent le tribut de la maladie. — Le nommé C.... a six enfans, l'un d'eux va voir dans une maison voisine un de ses petits amis qui est affecté de l'épidémie régnante. Il ne tarde pas à être victime de sa démarche ; ses frères et sœurs sont frappés presqu'en même temps et les deux plus jeunes succombent, l'un à une angine violente et l'autre à une anasarque générale. L'un des enfans F... tombe malade, après quelques jours la scarlatine se développe et attaque les sept autres, et deux mortellement.

Nous avons dit plus haut que nous tacherions d'expliquer la différence des victimes que la maladie a rafflées dans les deux villages où nous l'avons observée. Qu'on nous permette d'entrer dans quelques détails. A peine la scarlatine se montre-t-elle à Curgies, que nous nous empressons d'aller à l'école communale administrer les doses convenables de belladone. Les élèves sont plus nombreux que jamais et assistent pendant toute la journée aux leçon s de leur maître. Nous mentionnons ici cette circonstance, car on sait que l'isolement pendant le cours d'une épidémie est toujours une précaution hygiénique commandée par la prudence et par tous les auteurs. Nous nous sommes abstenu de prendre une mesure aussi rigoureuse, et pendant neuf jours consécutifs, nous avons gratuitement donné le remède à plus de deux cents individus. Un succès peut être inattendu est venu couronner nos espérances et nos efforts. Tous ceux en effet qui prirent de la belladone, furent à l'abri des coups de l'épidémie; et pourtant elle n'arrêtait pas sa marche dévastatrice, car elle atteignit encore plusieurs personnes qui, trop oublieuses de leur propre sort, ne répondirent pas à notre appel, et payèrent par fois trop cher leur coupable indifférence. 14 individus, en effet, comme nous l'avons déjà dit en parlant de la mortalité, furent atteints de la maladie, et de ce nombre, onze n'avaient pas pris de belladone, et trois ne l'avaient prise que d'une manière peu suivie. Résumons-nous d'une manière plus claire et plus précise tout à la fois, et disons que sur 250 individus, deux cents prennent de la belladone, et la maladie les respecte intégralement comme un bataillon sacré, malgré leur fréquentation avec ceux qui étaient atteints. Au contraire, du 10 janvier 1841 au 15 avril de la même année, sur les 50 individus qui n'ont pas eu recours au traitement prophylactique, elle en attaque 14, et 4 sont les malheureuses victimes sinon de leur indifférence au moins de leur incrédulité !!! Ce n'est pas tout ; à Saultain où, comme on l'a vu, le budget funèbre est fort considérable et où pour des raisons toutes particulières nous n'avons pu administrer la belladone que plus tard, nous la donnons cependant à 130 individus qui sont tous respectés

sans exception par la maladie qui enlève encore neuf victimes depuis le 10 février 1841, époque où nous avons ter-
miné l'administration du remède, jusqu'au 20 avril. Voilà
certainement des faits irrécusables... Au commencement,
au milieu, à la fin de la maladie, les résultats sont dans
toutes les circonstances absolument identiques. C'est un
ennemi vaincu qu'on peut regarder sans crainte.

Il faudrait avoir une foi bien robuste dans le fatalisme
pour oser soutenir que le hasard seul a présidé à ces résultats. Il faudrait attribuer à la maladie un génie particu-
lier qui lui ferait choisir ses victimes au sein des familles,
et respecter les individus qui auraient pris de la belladone!
S'il en était ainsi, l'incrédulité deviendrait la bannière du
monde scientifique, et les vérités les mieux accréditées seraient tous les jours soumises à des oscillations, à des revi-
remens centinuels. Nous sommes bien loin de vouloir im-
poser nos opinions; mais il nous semble que nous pourrions sans injustice rapprocher ceux qui pourraient nous
faire une aussi futile objection de ces graves philosophes
que Molière a si spirituellement stigmatisés, parce que le
doute était l'unique pivot de toutes leurs rêveries. Doutant
de tout et d'eux-mêmes, qu'il nous soit permis de douter
de la sûreté de leur jugement.

Combien de temps faut-il employer la belladone pour
être préservé de la contagion de la scarlatine ? *Berndt* l'em-
ployait comme nous l'avons déjà dit, un mois et plus suivant la durée de l'épidémie. *Muhrbeck* faisait prendre à
tous les individus menacés d'infection, le préservatif dont
il s'agit, et le faisait continuer jusqu'à la desquammation
entière des malades attaqués de la maladie. *Dusterberg* ne
le donnait que pendant une semaine ; c'était aussi la mé-

thode suivie par le professeur *Koreff*, de Berlin. Quant à nous , nous avons administré la belladone pendant neuf à dix jours consécutifs , et dans tout le cours de l'épidémie ceux qui se sont soumis à l'usage de ce remède pendant ce laps de temps , ont été complètement à l'abri de toute atteinte épidémique , comme nous l'avons déjà dit. Ce sont là les heureux résultats de notre observation. Qu'on ne croie pas cependant que nous ayons la prétention de soutenir d'une manière absolue que la belladone est un remède infaillible contre la contagion de la scarlatine. Telle n'est pas notre opinion... Nous pensons au contraire que l'on pourra rencontrer quelque revers dans les observations que l'on fera ultérieurement à ce sujet. La belladone sera par rapport à la scarlatine ce qu'est la vaccine par rapport à la variole, et le quinquina par rapport aux fièvres intermittentes, c'est-à-dire que le succès ne viendra pas toujours dans toutes les circonstances couronner leur usage.

Nous avons administré une dose plus forte dès le premier jour, afin que l'action efficace du remède se fit sentir plus rapidement et mit les individus à l'abri des coups meurtriers de la contagion. C'est là du reste une précaution qui est recommandée par tous les auteurs qui ont avant nous préconisé ce moyen.

La belladone prise d'une manière peu suivie peut-elle modifier la malignité de la maladie ? C'est là certainement une question fort complexe que les médecins allemands ont résolue d'une façon un peu trop légère peut-être en faveur du médicament. L'exagération a toujours nui aux choses les plus sages et les plus utiles. Qu'on nous permette de rapporter ici quelques observations qui , sans jeter un grand jour sur cette question difficile, n'en offrent pas

moins quelque rapport avec le chapitre dont nous par-
lons.

Le nommé L...., âgé de cinq ans et demi , d'une forte
constitution , prit pendant deux jours quatre gouttes de
teinture de belladone , et le 9 de février 1841 , il se plai-
gnit à sa mère d'un grand accablement , et éprouva une
fièvre assez intense. Son frère , âgé de 10 ans , avait été attaqué de la scarlatine , et était en pleine convalescence ,
c'est-à-dire à l'époque de la desquammation , lorsque celui-ci fut atteint. Sa mère vient m'avertir et lui fait garder
le lit. Elle me prévient que depuis cinq jours environ ,
son enfant ne jouit plus de sa santé habituelle. A mon arrivée , le petit malade accuse un léger mal de gorge , avec
une céphalalgie assez prononcée , assoupissement léger ,
car lorsqu'on lui parle , il répond avec justesse , vivacité ,
et sourit souvent. J'examine la peau de tous côtés , et je
ne remarque aucune plaque rouge propre à l'épidémie
régnante. Pulsations 125 à 130 par minute, chaleur de la
peau considérable , langue blanchâtre à la base , sans rougeur à son extrémité , soif assez vive , appétit nul , dyspha-
gie , nausées , légère douleur épigastrique et abdominale.
L'enfant avait éprouvé un léger dévoiement à partir du
jour où il prit de la belladone ; aujourd'hui , selles normales , urines naturelles , pas de toux ni d'étouffemens.
Les organes de la respiration et l'organe central de la circulation sont dans un état satisfaisant. ( Tisane diaphorétique miellée , pédiluve synapisé , température égale ).

10 *Février*. La peau est rouge dans toute la région du
thorax , du cou et du ventre. Le petit malade éprouvait
avant l'éruption une démangeaison considérable et criait
sans cesse à sa mère *que des puces le mordaient.* Au moment
où je le vis ( vers le soir ) , il n'éprouve plus cette pénible

sensation. La langue et la gorge sont dans le même état qu'hier, et les troubles légers que nous avions remarqués du côté du tube digestif ont très-notablement diminué, car les nausées, la douleur épigastrique et abdominale ont presque complètement disparu, selles et urines naturelles. La céphalalgie et l'assoupissement n'ont pas augmenté ; pulsations 125 à 130 ; chaleur de la peau assez forte. ( Tisane diaphorétique miellée).

11 *Février*. Il y a eu un peu d'agitation pendant la nuit, insomnie pendant le jour. L'enfant répond toujours avec justesse aux questions qu'on lui adresse. Langue un peu rouge à la pointe, lèvres sèches et croûteuses ainsi que les dents, mal de gorge, rougeur dans le fond de la bouche, déglutition facile, pas de nausées ni de douleur dans le ventre ; constipation, respiration rapide et bruyante, mais sans aucun râle anormal indiquant une lésion des organes respiratoires. La peau est universellement rouge, surtout les membres, qu'on dirait, comme l'a remarqué *Huxham*, barbouillés de jus de framboises ; sur le thorax la rougeur est moins prononcée qu'hier. (Tisanes, gargarisme émollient ).

12 *Février*. L'enfant a déliré pendant la nuit et la matinée, à ma visite vers trois heures de l'après-midi, l'enfant est dans un état de calme assez satisfaisant. Il répond pourtant avec plus de lenteur et de difficulté aux questions qu'on lui adresse. Si on lui demande où il souffre, il montre la tête et la gorge. La peau est assez chaude et uniformément rouge partout, pulsations 100 régulières, les yeux sont rouges, injectés, ainsi que la région des pommettes. Un liquide rougeâtre et fétide s'écoule par les narines. La langue est rouge sur tout le pourtour de son limbe, dents chargées d'un dépôt noirâtre, ainsi que la base de la lan-

gue, rougeur plus vive dans le fond de la bouche, et sur les amygdales on remarque quelques plaques blanchâtres ; déglutition facile, point de gonflement des parotides ni des autres ganglions cervicaux ; nausées, inappétence, soif peu vive, pas de douleur épisgastrique ni abdominale; selles normales, urines rougeâtres, troubles, laissant déposer un sédiment briqueté. Respiration moins agitée et se rapprochant de l'état normal. ( Gargarisme composé de parties égales de jus de citron et de miel, tisanes, revulsifs légers aux extrémités inférieures ).

13 *Février*. Le petit malade a passé fort tranquillement la nuit, et son premier soin au matin était de réclamer des alimens. Le jus de citron mieillé avait détaché une assez grande quantité de pseudo-membranes. Bientôt un accès de fièvre est survenu et l'amélioration ne s'est pas soutenue. A ma visite, la peau est encore uniformément rouge partout ; pulsations 100 à 105, les yeux sont rouges, étincelants, fatigués de la lumière ; pas de délire, accablement, réponses lentes et difficiles ; lèvres rouges, saignantes, sans croutes, dents blanches sans sédiments, langue rouge dans toute sa surface, sans enduits. Quand on met quelques gouttes de jus de citron miellé, le petit patient paraît beaucoup souffrir. Le fond de la bouche est rouge et les amygdales sont enflammées, mais sans aucune trace de plaques membraneuses. Quoique le petit malade accuse toujours une douleur à la gorge, la déglutition est toujours facile. Soif peu vive, pas de gonflement de ganglions cervicaux, nausées, vomissemens verdâtres, mélangés de quelques stries de sang. Légère douleur par la pression dans la région épigastrique et abdominale. Ventre souple, selles normales, urines rouges et sédimenteuses. Toux fréquente avec expectoration rare muqueuse ; pas de matité dans au-

t'une région de la poitrine. Murmure vésiculaire mélangé de quelques bulles de râle muqueux. Battemens du cœur assez étendus, bruits normaux. (Même prescription).

14 *Février.* La peau n'est plus aussi rouge qu'hier, pulsations 100, faibles. L'enfant reconnaît tous ceux qui l'environnent; les yeux sont moins rouges, mais il y a une prostration considérable des forces; les lèvres et les dents sont chargées d'un sédiment noirâtre qui disparaît lorsqu'on fait couler dans sa bouche quelques gouttes de jus de citron miellé. Lorsque je lui instillai moi-même cette préparation, l'enfant fit un violent effort, parce que, comme il le disait lui même, l'acide le piquait, et expulsa une plaque pseudo-membraneuse, épaisse de quelques lignes, et exhalant une odeur infecte, comme gangréneuse Lorsque l'on flaire l'air qui sort de sa poitrine, une odeur *sui generis*, analogue à celle mentionnée ci-dessus, frappe désagréablement l'odorat. Inappétence, soif peu vive, le malade accuse toujours un mal de gorge, nausées, vomissemens, ventre indolent et souple, pas de dévoiement, urines rouges et troubles, respiration pure, plus de toux. (Pot. avec sirop de kina, etc.).

15 *fevrier.* Le phénomène le plus remarquable lorsqu'on approche du lit, c'est l'odeur infecte que nous avons notée hier. La peau est moins rouge que les jours précédens. Pulsations 100, filiformes, régulières; langue rouge, parsemée de quelques plaques blanchâtres, ses lèvres sont moins crouteuses et ses dents ne sont plus surchargées de sédiment noirâtre. Ceci est dû probablement à ce que le malade prend plus souvent du jus de citron. Les fonctions de la respiration et de la digestion dans le même état; intelligence endormie. Le petit malade éprouve de temps à

autre des accès de délire, pendant lesquels il exécute des mouvemens désordonnés. ( Pot. antispasmodique édulcorée avec sirop de kina , etc ).

16 *février*. Mort vers le soir. Une remarque importante à faire, c'est que l'enfant a conservé la voix jusqu'au dernier moment, ce qui tendrait à prouver que les fausses membranes n'auraient nullement envahi la trachée-artère. C'est là du reste un fait d'anatomie pathologique qui a été reconnu par *Bretonneau*, de Tours. Nous aurions volontiers procédé à l'autopsie, si les parens ne s'y étaient formellement opposés. C'est là du reste un préjugé que nous avons le malheur de rencontrer fort souvent en province.

14 *février* 1841. Le nommé J.-B. B..., âgé de cinq ans et demi environ, d'une forte constitution, tempérament sanguin, et ayant pris pendant quatre jours de la teinture alcoolique de belladone. A ma visite, je trouvai la peau chaude et rouge, et j'observai à la partie externe et au pli du coude une rougeur caractéristique de la scarlatine. Transpiration abondante, céphalalgie, intelligence nette, pas d'assoupissement ni de délire ; soif vive, langue blanchâtre sans aucune rougeur ; inappétence, mal de gorge, rougeur assez prononcée de l'arrière-bouche, déglutition légèrement douloureuse, pas de nausées ni de vomissemens ; ventre souple et indolent, selles normales, urines claires et rouges ; respiration pure, sans aucun mélange de râles ; pas de toux ni d'étouffemens ; pulsations 125 assez fortes, régulières. ( Tisanes diaphorétiques, compresses d'eau fraîche sur le front, cataplasmes ).

15 *Février*. La mère me dit que le petit malade était rouge comme du feu, vers les trois heures du matin, mais que plus tard cette rougeur avait presque totalement disparu ,

et qu'il riait avec ses frères, mais que dans l'après-midi , la fièvre était revenue. On remarque encore sur les bras et sur la partie postérieure du torse, une teinte d'un rouge framboisé. Sueurs toujours abondantes, peau chaude ; pulsations 120 , régulières ; soif vive , langue sans rougeur notable, déglutition toujours douloureuse. Les autres fonctions sont dans l'état normal.

17 *Id.* Céphalalgie, mal de gorge léger, appétit peu prononcé, rougeur générale de la peau , rougeur de la langue, soif vive , etc.

19 *Id.* Céphalalgie continuelle, plus de mal de gorge , la langue moins rouge est humide et large, la soif moins vive, et la rougeur de la peau a presque totalement disparu... Pulsations 120. (Lavement purgatif, vu que l'enfant est constipé ; bouillie avec la fécule de pommes de terre, pour tromper l'appétit qui se fait sentir).

21 *Id.* La desquammation commence à se faire sur la région du cou ; pulsations 100 ; convalescence bien dessinée, alimentation lactée et féculente. Ses jeunes frères qui étaient dans la même chambre pendant des journées entières n'ont éprouvé aucun accident ; je leur avais antérieurement administré de la belladone à l'école communale.

Voilà deux observations qui ont eu une issue bien différente. Il est bon de remarquer que les enfans étaient loin d'être placés dans les mêmes conditions. Il est probable que, dans la première , la maladie existait déjà à l'état latent d'incubation, avant que le malade fut soumis à l'usage du remède préservatif. C'est là du reste la marche que l'on a observée pour la variole. Tout le monde sait que l'on ne pourrait à l'aide du vaccin arrêter les progrès de cette dernière maladie, lorsque le virus qui la produit aura déjà pris droit de domicile dans l'économie animale. La vaccine ne neutralisera nullement l'action si subtilement toxique de la cause spécifique qui engendre cette affection. Le science du reste possède un bon nombre de faits où la vaccine et la variole se sont développées en même temps sur le même individu. On peut donc, par une analogie fort rationnelle, établir le même argument pour la scarlatine et son traitement prophylactique.

Quant à la seconde observation et à plusieurs autres à peu près semblables que nous pourrions rapporter ici, est-elle tout-à-fait concluante en faveur de la belladone ? Nous répondons par la négative, car qui vous dit que la scarlatine chez ces individus ne se serait pas présentée avec des caractères tout-à-fait bénins, comme nous l'avons observée maintes fois chez des personnes qui n'avaient pas pris la dose la plus minime de belladone. On voit donc qu'il serait hasardeux, si non difficile, de conclure d'une manière absolue sur cette question.

On objecte avec toute l'apparence de la raison que la belladone ne produit pas toujours la rougeur de la peau , phénomène que l'on devrait , dit-on , toujours noter pour être dûment préservé de la scarlatine ; et l'on s'appuie sur ce fait que la vaccine n'est vraiment utile que lorsqu'elle a parcouru toutes les périodes de son développement. Consultons l'expérience tout d'abord , nous discuterons l'analogie ensuite.... Nous n'avons, comme nous l'avons déjà dit, observé cette rougeur que cinq ou six fois pendant tout le cours de nos expériences, et encore cette rougeur ne faisait-elle que paraître. Peut-être existait-elle chez le plus grand nombre des individus qui ont pris de la belladone ,

et n'avons-nous pas été assez heureux pour la constater.
C'est là une possibilité. Quoi qu'il en soit, les individus
chez lesquels nous n'avons pas reconnu de rougeur ont
été, comme les autres, préservés de la maladie régnante.
Quant à l'analogie relative à la vaccine et sur laquelle on
s'appuie, est-elle toujours vraie? Tous les auteurs sont loin
d'être d'accord sur ce point (1). Mais qui vous dit après
tout que les phénomènes produits par la belladone ont
besoin d'avoir une analogie frappante avec la scarlatine
pour exercer une action préservatrice. Le mercure pro-
duit-il toujours des chancres idiopathiques pour détruire
le virus syphilitique ? Le quinquina a-t-il besoin de produire des accès fébriles d'une certaine intensité pour arrêter une fièvre intermittente ? Tout le monde sait le contraire. On voit donc, par ces exemples, que l'analogie dans
la médecine spécifique proprement dite ne peut être soumise à des principes généraux, à des règles absolues, positi-
ves, auxquels viendront se rattacher, avec l'harmonie la
plus parfaite, tous les faits que l'expérience et l'observation
auront pu déchiffrer dans le livre hiéroglyphique de la nature.

On a tenté à l'aide d'explications de se rendre raison

---

(1) La vertu préservatrice du vaccin, doit-elle faillir là où les boutons
vaccinaux ont manqué ? quelque spécieuse que puisse paraître cette
idée, elle est complétement erronée, et la vaccine peut avoir produit
tous ses effets, elle peut avoir développé toute sa puissance anti-vario-
lique chez les sujets sur lesquels n'ont jamais paru les moindres traces
d'éruption vaccinale; c'est qu'en effet les éruptions, quelqu'en soit la
*confluence* ou la *discrétion* ne constituent jamais l'élément fondamental de l'état morbide auquel elles donnent leur nom. (Sur la doctrine des revaccinations, journal des connaissances médicales pratiques,
mai 1841, par M. M. Landouzy.)

d'un fait aussi curieux qu'incompréhensible. Les uns croient que la perturbation produite par la belladone est la cause de la vertu prophylactique, et disent avoir observé chez les enfans auxquels ils l'administraient des coliques, de la diarrhée, des sueurs ou des urines abondantes. Les autres, à la tête desquels se place *Hufeland*, pensent que c'est en diminuant la susceptibilité nerveuse que la belladone rend inaccessible à la contagion. Voilà deux explications essentiellement différentes, et peut être aussi peu rationnelles l'une que l'autre; car il n'est pas toujours permis à l'homme d'être le fidèle interprète de la nature. Quant à la première hypothèse, nous la croyons radicalement fausse, et voici nos raisons. Il est des enfans chez lesquels l'administration de la belladone ne produit ni coliques, ni aucuns des phénomènes mentionnés par les auteurs en question. C'est du reste ce que l'on peut voir dans les relevés statistiques. Puis des indications particulières nous ayant fait prescrire des purgatifs à certains enfans pendant le cours de l'épidémie, plusieurs furent atteints par le fléau, quoique l'effet relachant du remède ne fut pas encore arrêté. Chez d'autres il se développe un dévoiement dont il n'est pas nécessaire d'exposer ici la cause, et la maladie contagieuse ne les épargnait pas toujours. Nous ne pouvons pas répondre avec le même degré d'assurance à ceux qui prétendent que c'est en diminuant la susceptibilité nerveuse; car nous n'avons pardevers nous aucune observation positivement contraire. Nous dirons seulement que cette explication est loin de nous satisfaire tout-à fait, vu que les effets du remède à l'état physiologique ont été chez un assez grand nombre d'enfans, comme on a pu le voir, complétement nuls sur le rouage de l'organisme. Après tout qu'importe l'explication d'un résultat, le point important, c'est qu'il soit bien reconnu et constaté, car comme le dit *Bérard*, de Montpellier, se hasarder à pénétrer la nature de pareilles causes, c'est vouloir s'égarer dans les hypothèses, c'est abandonner l'expérience pour se livrer aux suppositions. Le point fondamental de la philosophie consiste à ne donner aucune solution à ces questions insolubles par elles-mêmes (1).

RÉSUMÉ.—C'est en Allemagne surtout et en Suisse qu'on a principalement employé la belladone comme prophylactique dans la scarlatine épidémique, et l'on est presque toujours parvenu à l'aide de ce remède héroïque à opposer une barrière insurmontable à la maladie.

_______________________

(1) Ce n'est que depuis quelques années qu'on s'occupe avec un peu de suite de l'étude des fluides à l'état physiologique et pathologique; jusqu'à cette époque on n'avait considéré cette partie importante de l'art de guérir que d'une manière spéculative ou hypothétique, quand on ne l'avait pas mise tout-à-fait de coté; mais aujourd'hui, grâce à la réaction progressive qui s'est manisfestée, une ère toute nouvelle vient de s'ouvrir pour la science.... Plus d'une question obscure et qui n'avait pas encore reçu de solution satisfaisante, va peut-être s'expliquer tout naturellement. C'est ce qui est déjà arrivé pour la chlorose, son traitement et plusieurs autres maladies.Des hommes de talent se mettent courageusement à l'œuvre, et nous avons la conviction profonde que de nouvelles découvertes ne tarderont pas à se réaliser. On a déjà reconnu que l'agent contagieux qui produit la scarlatine exerce une action spéciale sur les fluides de l'organisme, et plus particulièrement sur le sang. Eh bien n'est-ce pas une supposition presque rationnelle que de dire que la belladone agit probablement sur le même liquide en neutralisant l'influence délétére du virus scarlatineux. C'est là du reste une hypothèse qui mérite confirmation avant d'avoir cours dans la science.

La belladone est un remède actif qui, administré avec les précautions convenables, ne détermine aucun accident consécutif.

Quant à ceux qui n'en ont pas obtenu d'heureux résultats, en ont–ils toujours bien surveillé l'administration et les préparations phamaceutiques? Les doutes que nous avons élevés à cet égard sont probablement les causes de leurs insuccès.

Les 4oo enfans auxquels nous avons nous-même administré la belladone, ont, comme nous l'avons démontré, été préservés sans exception ; quoique la maladie atteignit d'autres individus appartenant à la même localité, placés dans des conditions identiques , mais n'ayant pas été soumis au traitement préservatif.

Le mode d'action de la belladone, dans ce cas , est inexplicable comme celui de presque tous les spécifiques.

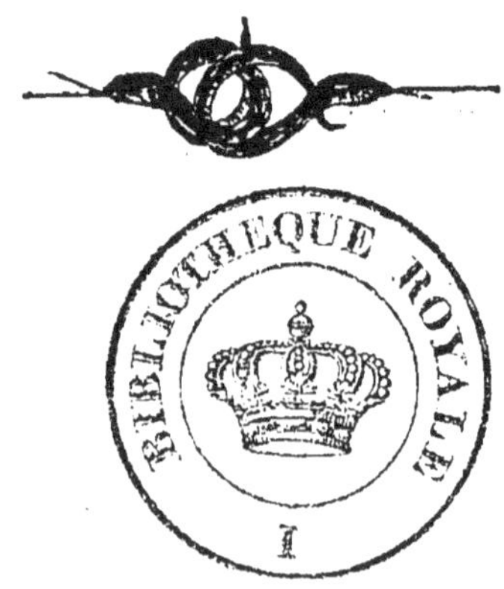